SUR LA CURE

DES EXSTROPHIES VÉSICALES

PAR LA

SUTURE MARGINALE

PAR

Le Docteur H. DURET

Chirurgien des Hôpitaux de Paris, Professeur de Clinique (Lille).

Communication faite à l'Association française d'Urologie

Octobre 1897

TROYES

IMPRIMERIE MARTELET

101 — RUE THIERS — 101

1898

SUR LA CURE

DES EXSTROPHIES VÉSICALES

PAR LA

SUTURE MARGINALE

PAR

Le Docteur H. DURET

Chirurgien des Hôpitaux de Paris, Professeur de Clinique (Lille).

———— >†‹ ————

TROYES

IMPRIMERIE MARTELET

101 — RUE THIERS — 101

—

1898

Sur la Cure des Exstrophies Vésicales
PAR LA SUTURE MARGINALE

L'exstrophie vésicale constitue une des infirmités les plus pénibles et les plus dégoûtantes. Les tentatives de la chirurgie pour y porter remède ont été nombreuses. Sans parler des procédés déjà anciens de Wood, Lefort, Thiersh, etc., on peut rappeler, dans ces dernières années, les méthodes de Trendelenburg et Passavant, et plus récemment encore, de Sonnenburg, de Segond (1893), de Duplay et de Pozzi (1897).

Mais, dans les opérations habiles faites par ces chirurgiens, on a eu le plus souvent pour but, soit de *recouvrir la surface muqueuse de la vessie exstrophiée par des lambeaux cutanés autoplastiques*, soit de *supprimer par excision* les débris douloureux et inutiles du réservoir urinaire. Quelquesuns, comme Simon et Tuffier, ont essayé de créer un *réceptacle artificiel* à l'urine en *abouchant les uretères dans le rectum*.

Ne peut-on chercher mieux que ces *opérations palliatives*, dont tout le monde connait les inconvénients? Est-il toujours impossible de réparer l'erreur de la nature, de *guérir le vice de conformation*, comme on le fait, si heureusement, dans l'*hypospadias* et dans l'*épispadias*?

Déjà, les opérations de Trendelenburg sont un essai de réfection complète de la cavité vésicale, et si ce chirurgien n'a pas été suivi, c'est que la mobilisation et le rapprochement du pubis par *section osseuse*, ou par *dislocation des articulations sacro-iliaques*, ont paru des interventions d'une gravité trop considérable.

Il faut le dire, cependant, ces grands écartements du pubis ne s'observent pas dans tous les cas; c'est une erreur de croire que toujours l'étoffe fait défaut pour reconstituer une cavité vésicale; et l'absence d'un sphincter contractile n'est pas une contre indication à la méthode.

Déjà, dans un travail communiqué en 1889 à la Société de Chirurgie (1), nous avions appelé l'attention sur les *exstrophies qui se prêtent à la réparation* — et montré, par une observation clinique, les résultats qu'on peut obtenir.

Comme l'a bien établi Hache, dans son intéressant travail de la *Revue de Chirurgie*, en 1882, la *disposition anatomique des exstrophies vésicales n'est pas univoque*. C'est une erreur de croire que la même méthode de traitement peut convenir à tous les cas, et qu'il faut toujours recouvrir la difformité vésicale de lambeaux autoplastiques ou l'extirper.

Rappelons les *nombreuses variétés* qu'on peut rencontrer. Hache n'en compte pas moins de neuf principales.

Nous avions proposé de les classer en trois groupes :

1° Les exstrophies vésicales *incomplètes* ou *partielles* 2° les exstrophies *complètes*; 3° les exstrophies *complexes*. — La division est bonne et est en rapport avec les méthodes de la nosographie classique. Elle a, de plus, le mérite de répondre aux indications de l'intervention.

Sont évidemment susceptibles d'une *réparation* les deux premières classes d'exstrophie. La troisième se prête moins à un résultat aussi heureux.

A). — Parmi les *exstrophies partielles* nous rangeons : 1° les observations de Guyon et de Nunez (1882), dans lesquelles on voit la vessie faire hernie en partie, par un orifice en fer à cheval entre le vagin et la symphyse pubienne; — 2° les cas de Wuillaume (1814), qui observa, chez un conscrit, un épispadias et une absence de paroi abdominale à

(1) Il a été publié depuis, en 1891, dans le *Journal des Sciences médicales de Lille*, p. 241, sept. 91, — et dans nos *Leçons cliniques* (Maloine, 1894).

l'hypogastre, une membrane cicatricielle recouvrant seule la vessie saillante et non ouverte; de Vrolich et de Lichtem (1822, 1827), où la vessie était à proprement parler exstrophiée à l'hypogastre, sans division des parois et recouverte d'une surface tomenteuse; de Kuster, où la paroi vésicale antérieure existait, mais était de nature fibreuse ou cicatricielle; — 3° les *fissures vésicales inférieures,* dans lesquelles la paroi vésicale antérieure *n'est divisée que dans sa moitié inférieure.* L'urèthre est *épispade* et *sa fente se poursuit entre les os du pubis* ou *derrière eux,* sur la paroi antérieure de la vessie, jusqu'à une distance plus ou moins grande : mais la moitié supérieure de la vessie est normale ou est au moins *recouverte par une enveloppe* ou *capuchon cutané.* (Observations de Penschienali, de Gosselin (1851), de Kleinwachter (1869), de Moricke (1880), de Quatrefages, etc.)

Il n'est pas de chirurgien qui ne songeât, dans ces cas, à fermer la *fente épispadienne* et la *fente vésicale* en même temps, par avivement et suture de leurs bords, selon les procédés bien connus de Duplay ou d'Anger pour l'hypospadias. Dans le cas de Moricke, Schroeder opéra la malade, et celle-ci pouvait conserver ses urines pendant quatre heures consécutives.

B). — Pourquoi ne pas étendre la même méthode de réparation, de *réfection,* au groupe pathologique qui fait suite immédiatement, aux *exstrophies complètes?* — Ce n'est, en résumé, qu'une question de plus ou moins grande étendue de la fente *vésicale* ou *vésico-uréthrale.*

Si l'on se reporte aux théories qui règnent dans la science sur les causes de l'exstrophie vésicale, on s'expliquera mieux, sans doute, qu'il est des difformités où le réservoir urinaire est simplement le *siège d'une fissure vésicale complète de sa face antérieure,* sans que la capacité soit notablement diminuée, où il n'y a pas, à proprement parler, *arrêt de développement,* mais *simple absence de soudure.*

Dans ces cas, il est évident qu'une simple réunion ou suture des bords séparés doit suffire, comme on le fait pour le bec de lièvre simple et complet.

Quelles sont ces théories? Elles ont été bien présentées et discutées par le professeur Le Dentu, dans son Traité des maladies des voies urinaires.

On a invoqué principalement la rupture vésicale pendant la vie intra-fœtale, par *rétention d'urine.* La rétention d'urine, observée par Depaul, forme une énorme tumeur par distension du réservoir urinaire : elle gêne l'accouchement, mais il n'y a pas de rupture vésicale.

Seule la théorie de *l'arrêt de développement,* quelle qu'en soit la cause (altération des centres nerveux, adhérences placentaires, etc.), concorde avec les faits et surtout avec l'existence presque constante de l'épispadias. Selon Le Dentu, les choses se passeraient ainsi : les lames ventrales ne se développant pas, l'allantoïde qui doit former la vessie n'a plus sa paroi antérieure soutenue au niveau du pubis. Il en résulte que cette paroi antérieure est réduite à une minceur extrême et se rompt au moindre choc, au moindre effort. Rien n'indique, par conséquent, que l'on trouvera toujours, dans ces cas, la vessie réduite à sa seule paroi postérieure, puisqu'il n'est pas démontré que l'arrêt de développement des lames ventrales entraîne l'arrêt de développement de l'organe vésical lui-même.

Comme l'a dit Hache excellemment : « L'étude des *diverses variétés* de l'exstrophie vésicale, n'est pas seulement utile pour éclairer la pathogénie de l'exstrophie; elle peut aussi servir à apprécier l'opportunité et les indications de tel ou tel mode de traitement. »

On peut donc tenter *l'occlusion* de la vessie exstrophiée, dans le cas de simple division ou fissure de sa paroi antérieure, et dans tous les cas où l'étoffe est suffisamment abondante pour refaire une cavité. Celle-ci pourra être plus petite qu'à l'état normal, infantile quelquefois ; mais elle se développera *par l'usage* et *avec l'âge*, surtout si l'intervention a lieu de bonne heure.

L'absence d'un sphincter n'est pas une contre indication, car elle peut n'être qu'apparente. Des fibres peuvent exister en nombre suffisant au voisinage du col et la réunion les rapprochera. D'autre part, on peut trouver moyen de suppléer le sphincter par un artifice analogue à celui qui est employé pour le sphincter anal (Guersuny), ou à celui qu'on a imaginé, dans ces derniers temps, pour les incontinences d'urine chez la femme (Pezzer, Duret, Pousson, etc.).

C⟩. — Dans la troisième classe d'exstrophies vésicales que nous avons établies, dans les *extrophies complexes*, il semble bien évident que la réfection d'un réservoir urinaire soit impossible et qu'il faille recourir aux méthodes autoplastiques.

Nous comprenons sous ce nom d'*extrophies complexes*, celles dans lesquelles la vessie est réduite à sa seule paroi postérieure, ou même à une portion de cette paroi, à un petit moignon de muqueuse qui porte les uretères ; l'écartement du pubis est considérable et s'accompagne d'atrophie des os du bassin, comme le bec de lièvre complexe s'accompagne de lésions osseuses. Le vice de conformation peut s'étendre à la paroi, à l'intestin ; et, on voit l'iléon, l'S iliaque ou le rectum, s'ouvrir dans l'*hiatus urinaire*.

Toutefois, *il faut bien prendre garde que certaines exstrophies se présentent avec un aspect trompeur* : il y a rétraction de la partie exstrophiée, et lorsqu'on a un peu disséqué l'organe par sa face profonde, celui-ci *se laisse étaler suffisamment, pour que l'occlusion en devienne possible.*

Nous pouvons donc conclure qu'il y a *plusieurs catégories d'extrophies vésicales*, et que les unes sont susceptibles d'une réparation, d'une réfection, tandis que les autres ne sont justiciables que des méthodes d'autoplastie ou d'exérèse.

En ce qui concerne les premières variétés, nous laissons maintenant la parole aux faits, en relatant les deux cas où nous sommes intervenu.

OBSERVATION I. (1)

Exstrophie vésicale chez une petite fille de 9 ans. — Réfection d'une cavité vésicale par la suture marginale et autoplastie. — Réunion. — Résultats opératoires consécutifs favorables.

La nommée E..., âgée de 9 ans, entre à l'hôpital de la Charité, le 9 mai 1887, pour une malformation congénitale portant à la fois sur la vessie et les organes génitaux externes.

A l'inspection, on constate d'abord que la dépression ombilicale occupe sa place normale, et que la cicatrice n'est pas le siège d'une fistule.

Sur la ligne médiane, à 11 centimètres au-dessous de l'ombilic, une tumeur assez régulièrement hémisphérique, rouge violacée, tomenteuse et du volume d'une petite mandarine. Cette tumeur représente la vessie éversée et projetée en avant par la pression des viscères abdominaux.

Elle est limitée en bas et latéralement par deux replis cutanés épais et saillants (grandes lèvres); ces replis, au lieu de se rejoindre en haut, comme à l'état normal, vont en s'écartant; ils convergent en bas, au niveau de la cloison périnéale.

En soulevant la vessie exstrophiée, on constate qu'elle se rattache à la paroi cutanée de l'abdomen par une sorte de large pédicule; en même temps, on découvre au-dessous de ce pédicule l'orifice hyménéal, demi-circulaire, conduisant dans un vagin normal (Voy. figure); le petit doigt introduit permet de sentir le col utérin avec sa forme conique. Entre l'hymen et la vessie exstrophiée se trouve une surface petite, quadrila-tère, d'aspect muqueux, qui représente le vestibule et la portion sous-symphysaire du canal de l'urèthre, non fermé : pas trace de méat.

En dehors de l'hymen, il existe deux petites lèvres parfaitement for-mées. Ces replis se soudent en bas pour constituer la fourchette; chaque extrémité supérieure divergente se termine par un petit renflement (tubercule clitoridien) recouvert partiellement par un repli muqueux en forme de capuchon. Dans l'angle formé par le bord interne de la petite lèvre et la face antérieure de l'hymen, on trouve, de chaque côté, l'orifice de la glande vulvo-vaginale.

L'écartement des deux angles des pubis est celui de l'extrémité supé-rieure des grandes lèvres : il mesure 5 centimètres.

L'anus est normal; il est séparé de la vulve par un périnée résistant. Le toucher rectal pratiqué démontre à nouveau l'écartement des pubis, qui sont réunis par une bande fibreuse très forte. Au moment où l'enfant fait des efforts de défécation, il se produit un prolapsus de la totalité des tuniques de l'ampoule rectale.

(1). Voy. journ. des Sc. méd. sept. 1891, p. 234.

Pour mieux explorer, on soumet l'enfant au sommeil chloroformique. La vessie herniée peut alors être refoulée dans l'abdomen à l'aide d'une pression douce et modérée : elle se maintient ensuite réduite. La région profonde prend alors un aspect nouveau : au lieu d'une tumeur saillante et fongueuse, sur laquelle se détachaient deux bourgeons d'où s'écoulait l'urine goutte à goutte (uretères), on voit un orifice ovale, à bords plissés, conduisant dans une cavité relativement ample. Cette cavité, qui constitue la vessie après réduction, remonte à environ deux centimètres au-dessus du bord supérieur de l'orifice ovalaire ; cet orifice lui-même a 0^m025^{mm} de hauteur sur 0^m020^{mm} de largeur.

Lorsqu'on ne la maintient plus, à l'occasion du moindre effort, la vessie se hernie. L'enfant est constamment mouillée et la peau des lèvres et des cuisses est le siège d'un érythème très prononcé ; les poils sont agglutinés par un dépôt phosphatique.

Avant d'entreprendre toute opération, on cherche à augmenter la capacité de la vessie en tant que réservoir. Pour cela, après l'avoir réduite, on introduit dans sa cavité, par l'orifice cutané, un petit pessaire Gariel qu'on insuffle, de façon à distendre légèrement la vessie. Ce pessaire exerce une pression excentrique sur toute la paroi vésicale et gêne un peu l'émission de l'urine ; on le retire au bout d'une heure et on fait une injection boriquée.

Le 13 mai, nouvelle application du pessaire pendant une demi-heure ; injection boriquée. Ces manœuvres ne déterminent pas d'élévation de température. La vessie demeure réduite après qu'on a enlevé le pessaire ; l'orifice qui la fait communiquer avec l'extérieur semble se rétracter.

26 mai. — Le pessaire a été appliqué plusieurs fois, insufflé, il prend le volume d'un œuf de poule : ce volume représente la capacité actuelle de la vessie. — Dans ces conditions, M. Duret juge opportun d'avoir recours à l'opération curative.

27 mai. — Par l'opératiou on se propose : 1° de fermer la cavité vésicale par la suture de scs bords ; 2° de combler la brèche des parois abdominales par autoplastie ; 3° de reformer le canal de l'urèthre aux dépens de la surface muqueuse quadrilatère du vestibule, et de ramener en avant du canal réformé les deux tubercules clitoridiens actuellement séparés et divergents.

OPÉRATION. — *1ᵉʳ temps.* — Incision en fer à cheval à concavité inférieure, circonscrivant les bords de l'orifice muqueux, qui fait communiquer la vessie avec l'extérieur. Les bords détachés sont disséqués et séparés de la peau et des parois abdominales dans l'étendue d'un centimètre et demi à deux centimètres, de façon à pouvoir les rapprocher et suturer en avant.

2ᵉ temps. — Suture marginale. — On passe six fils de soie avec points de Lembert, de façon à amener en contact étendu les surfaces cruentées de la paroi vésicale externe.

3ᵉ temps. — Restauration du canal de l'urèthre. — On place une sonde dans la vessie, et on applique sur elle les derniers points de suture de manière à former un canal de l'urèthre, dont la paroi inférieure et latérale se trouve peu à peu constituée par la *surface vestibulaire* déjà décrite, qu'on dissèque légèrement sur les côtés.

4⁰ temps. — Fermeture de la brèche de la paroi abdominale. — L'incision en fer à cheval est prolongée en haut verticalement ; puis ou dégage la peau latéralement en la séparant par dissection des parties profondes, dans l'étendue de 2 à 3 centimètres ; on fait glisser les deux lambeaux latéraux vers la ligne médiane, où on les réunit par des sutures au crin de Florence.

5e temps. — Rapprochement des tubercules clitoridiens. — Pour cela on fait un avivement triangulaire du côté interne de chaque bourgeon clitoridien ; puis on les réunit sur la ligne médiane.

Le résultat opératoire immédiat est la reconstitution parfaite des formes extérieures.

1ᵉʳ juin. — On enlève les points de suture, sauf un ou deux qui servent de soutien. La réunion est parfaite, l'apyrexie complète. Mais dans les jours qui suivent à cause de l'indocilité extrême de la malade, les deux petites lèvres se séparent en haut, et permettent de voir l'orifice du canal de l'urèthre élargi ; la muqueuse vésicale tend à faire hernie au moment des cris de l'enfant, qui est nerveuse et insupportable.

26 juin. — On fait une seconde intervention très limitée, ayant pour objet de rétrécir l'orifice de l'urèthre, et de suturer à nouveau le bord supérieur des petites lèvres.

Les suites sont bénignes.

Au moment du départ de l'enfant on constate la réussite parfaite de la suture de la paroi abdominale et de la suture marginale de la vessie. Le canal de l'urèthre est reconstitué et se termine par un orifice qui admet l'introduction de la sonde métallique de femme. Cette sonde pénètre à une profondeur de 0ᵐ06 centimètres ; il existe donc une véritable cavité vésicale.

D'ailleurs l'introduction de la sonde s'accompagne de l'émission de 30 à 40 grammes d'urine : ce qui démontre que la vessie retient une certaine quantité de liquide.

Cependant il existe encore de l'incontinence d'urine : l'enfant ne peut se retenir ; ce qui s'explique par ce fait, que si l'orifice urèthral contient dans son épaisseur des fibres musculaires, il n'existe pas un sphincter circulaire et complet, nécessaire pour empêcher l'écoulement des urines.

Au mois de juin 1889 nous faisons revenir l'enfant dont la santé générale s'est très améliorée depuis l'opération, qui a été pour elle d'un grand soulagement, et nous recherchons attentivement les résultats obtenus à cette époque.

La vessie ne fait aucune issue. La cicatrice opératoire est linéaire, solide ; les efforts de toux et de défécation ne la rendent nullement saillante, Derrière elle, on sent par le palper un plan fibreux, résistant, qui n'est autre que le ligament interpubien, qui semble élargi et épaissi par la cicatrisation. En pressant avec le doigt, on ne trouve aucune trace

de la perte de la substance ou trou qui existait, avant l'opération, lorsqu'on avait réduit la vessie exstrophiée et éversée. Les grandes lèvres
restent écartées en haut.

Le canal uréthral semble rétracté et collé au ligament pubien : son
orifice externe est large et admettrait aisément un gros crayon : la muqueuse vésicale forme autour de lui un chémosis régulièrement circulaire
de 2 à 3 mm. d'épaisseur.

Lorsqu'on chloroformise l'enfant, qui est très nerveuse, comme nous
l'avons dit, on reconnaît qu'une sonde métallique de femme pénètre
aisément dans la cavité vésicale de 6 à 7 centimètres dans tous les sens.

Mais, malgré une chloroformisation assez profonde, la vessie aidée par
la contraction des muscles abdominaux tend à l'expulser dès qu'on l'introduit. Il y a donc une grande intolérance de l'enfant et de la vessie.
Elle n'est cependant pas absolue ; car avec une sonde en caoutchouc
rouge, nous pouvons à plusieurs reprises faire pénétrer dans la vessie
60 à 80 grammes d'eau boriquée, sans que celle-ci soit expulsée. Mais dès
qu'on a atteint cette quantité le liquide coule autour de la sonde, en
même temps que la vessie se contracte.

D'après les renseignements qui nous ont été transmis, l'enfant perd
encore ses urines, soit quand elle est au lit, soit debout, mais plus constamment dans le premier cas. Cela tient à ce que l'enfant a conservé
l'habitude d'uriner au lit : elle est en effet restée devant nous plus d'une
demi-heure sans perdre une goutte d'urine. D'autre part. si nous cher-
chons à l'examiner, comme elle est très impressionnable elle urine in-
volontairement, mais alors par un jet fort et vigoureux qui s'étend au
moins à 15 ou 20 centimètres de distance.

Les grandes lèvres et la peau des cuisses ne présentent plus aucune
sorte d'irritation produite par les urines.

Le lundi 3 juin, nous procédons à une nouvelle opération.

Nous nous proposons par celle-ci de rétrécir l'orifice uréthral et de
réduire le chimosis en le réséquant : nous pouvons espérer que s'il y
a quelques restes de sphincter, sous forme de fibres musculaires, circu-
laires ou disséminées, celle-ci auront plus d'action pour occlure soit par
traction, soit par dépression, un orifice étroit.

L'enfant étant endormie, comme le canal de l'urèthre est rétracté et
accolé sous le ligament pubien, nous dégageons par une incision courbe
à concavité postérieure, son extrémité antérieure : une deuxième incision
courbe sépare aussi sa moitié postérieure de la cloison vaginale. On
dédouble en quelque sorte celle-ci. Quelques coups de bistouri isolent
le conduit latéralement. On peut alors attirer l'urèthre en dehors
sous forme d'un cylindre d'environ 3 centimètres de longueur, en
saisissant le chémosis muqueux de l'orifice à l'aide de 4 pinces à
forcipressure. (Deux antérieures de chaque côté de la ligne médiane,
deux postérieures.)

Pendant qu'un aide attire ainsi en avant l'urèthre qui fait saillie
comme un appendice proboscidien, à l'aide d'une paire de ciseaux fins,
nous excisons, entre les deux pinces antérieures, un petit triangle de la

paroi antérieure d'une longueur de 0 m. 012 à 0 m. 015 mm., à sommet pubien, à base vers le méat, ayant une largeur de 3 ou 4 millimètres ; en arrière, nous procédons de même et excisons seulement un triangle plus petit, à base de 2 à 3 millimètres et d'une longueur de 5 à 6 millimètres. Puis, en avant, nous réunissons par 5 à 6 points de suture au fil de soie fin les deux lèvres de l'incision ; en arrière, 4 points de suture suffisent. Ce qui reste du chémosis sur le côté est excisé. L'urèthre est dès lors représenté par un canal de trois centimètres environ, proéminent et libre sous le pubis, laissant passer à frottement dur une sonde d'argent de trousse.

Nous mettons à demeure une sonde en caoutchouc rouge calibre 15 que nous fixons sur les côtés de l'abdomen avec un fil et des bandelettes collodionnées.

Les jours suivants, lavages boriqués de la vulve et de la vessie.

Grâce à la sonde, l'enfant ne perd plus ses urines au lit : elles coulent dans une petite bouteille qu'on trouve plus ou moins remplie chaque matin.

Le 7 juin, ablation de trois fils en avant et de deux en arrière. — Le 8 juin, tous les fils sont enlevés. La suture tient en avant et en arrière. On est obligé de supprimer la sonde, car la vessie commence à la mal tolérer.

La malade est revue quelques mois plus tard ; elle peut garder ses urines jour et nuit pendant deux heures environ. Il est probable que le développement de la cavité vésicale se fera avec les progrès de l'àge, et que la durée de la contention atteindra trois ou quatre heures.

OBSERVATION II

Exstrophie vésicale et épispadias chez un enfant de 14 mois (sexe masculin.) — Refection de la vessie et de l'urèthre par dissection, avivements, et sutures marginales. Autoplasties pour recouvrir les surfaces cruentées.

F... René-Joseph, âgé de 14 mois, entre le 7 octobre 1895 dans le service, pour un vice de conformation des voies urinaires, qui se présente sous l'aspect suivant :

Quand on examine cet enfant, les jambes étant écartées, on constate sur la ligne médiane une vessie exstrophiée. Au-dessus d'elle existe une dépression plane, triangulaire, occupant la ligne blanche et s'élevant à quatre centimètres et demi ; son sommet est en haut, sa base correspond à la vessie exstrophiée. De chaque côté, on voit deux saillies oblongues, celle de droite beaucoup plus considérable, formées par de volumineuses hernies inguinales.

Etudions, en détail, chacune de ces particularités.

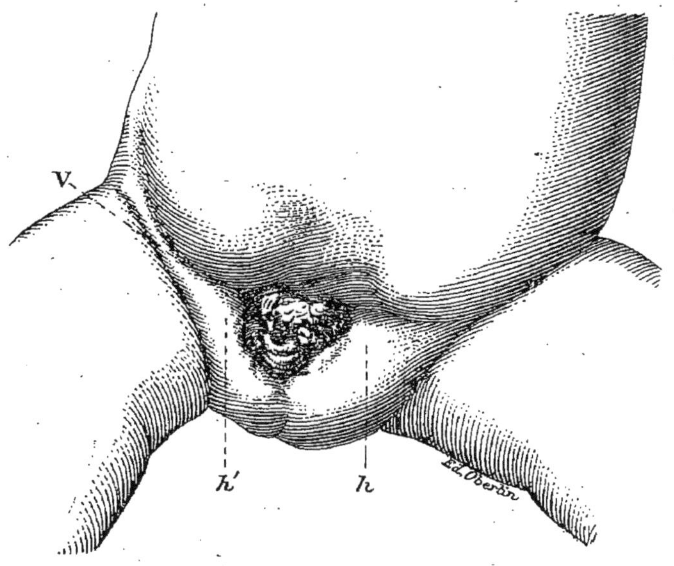

Fig. 1. — *Exstrophie vésicale (d'après une photographie).*
V. Vessie extrophiée ; *h h'.* Hernies inguinales.

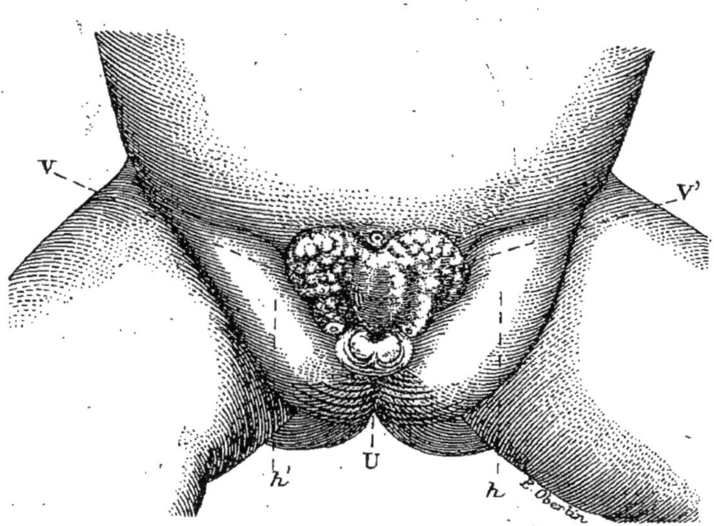

Fig. 2. — *Exstrophie vésicale, vue de face (d'après un dessin).*
VV' Vessie exstrophiée ; *h h'* Hernies ; *U.* Urèthre et gland épispades.

1° *Exstrophie vésicale*.

La face postérieure de la vessie avec le trigone est facilement reconnaissable : elle forme trois grosses bosselures séparées par des sillons. Vers la partie inférieure, sur la bosselure inférieure et médiane, on voit deux saillies du volume d'un pois qui portent les *orifices des uretères* ayant l'aspect de fentes de 0.003 millimètres. De temps en temps surd une goutte d'urine par les ouvertures. La forme générale de la surface muqueuse de la vessie exstrophiée est celle d'un quadrilataire, présentant un bord convexe en bas. (*Voy. Fig. 1, 2 et 3.*)

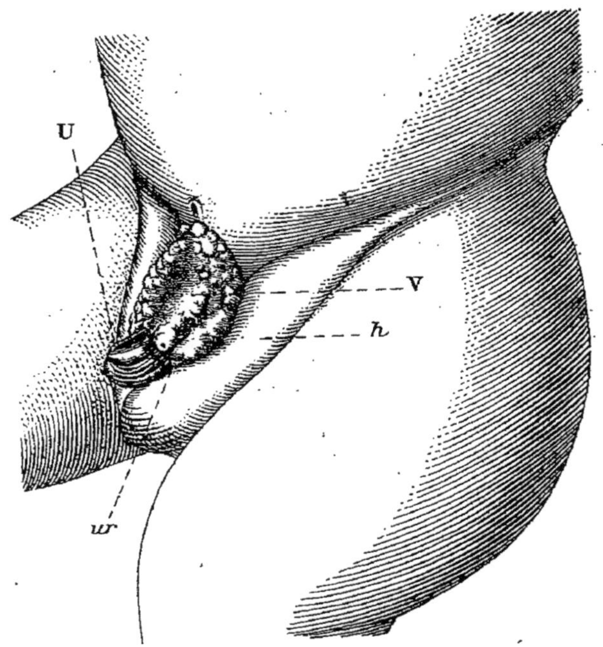

Fig. 3. — *Exstrophie, vue de côté.*
V. Vessie ; h. Hernie ; U. Epispadias ; ur. Orifice de l'uretère et sa papille.

La partie inférieure de la saillie vésicale surplombe, et recouvre, en partie, une verge épispade qui semble comme enfouie sous son bord inférieur. (*Voy. Fig. 1, 2, 3, 4*). Le diamètre transversal de la surface vésicale ainsi exstrophiée est de 48 millimètres, et son diamètre vertical de 30 millimètres.

A la périphérie de l'exstrophie, la muqueuse vésicale, tomenteuse mais non enflammée, forme un sillon qui se continue avec un limbe d'aspect cicatriciel revêtu d'un épiderme très mince. (*Voy. Fig. 4*). Ce limbe mesure environ 0.006 millimètres de longueur dans toute la périphérie de la vessie exstrophiée. Lorsqu'on déprime doucement avec les doigts la saillie que forme la vessie exstrophiée, on la réduit et on la transforme en une cavité, comparable à une petite capsule de chimie, qui aurait environ deux centimètres et demi de profondeur à sa partie médiane.

2° *Triangle d'écartement de la ligne blanche.* En dessus de la vessie, se dessine un triangle d'écartement entre les muscles droits. Il est parfaitement indiqué sur les côtés par des sillons formés du relief des muscles droits. (*Voy*. *Fig. 4*). A sa surface la peau est un peu amincie ; il semble que cet espace soit comblé par un tissu fibreux résistant, car on n'a pas de saillies dans les cris de l'enfant. Sa hauteur est de 4 centimètres, et sa base mesure 0.25 millimètres. Au-dessus, *il n'y a pas trace d'ombilic.* Du sommet de ce triangle à la pointe de l'appendice xyphoïde, il y a 14 centimètres.

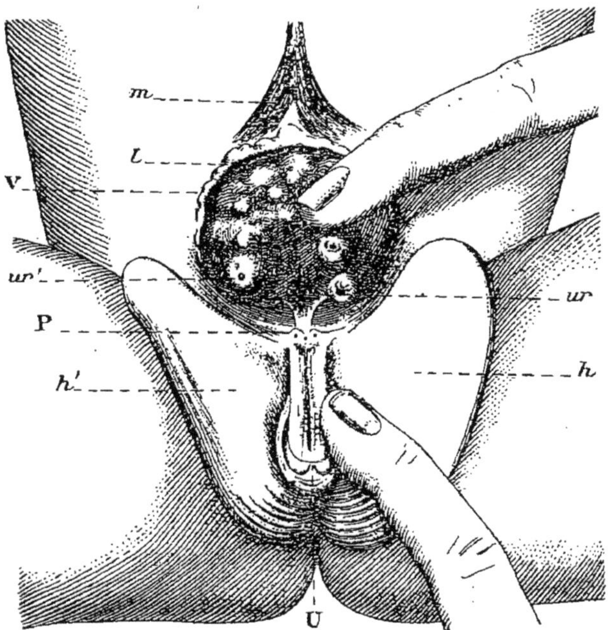

Fig. 4. — *Exstrophie vésicale et Epispadias, vus de face, la vessie étant relevée.*

V. Vessie ; *h h'* Hernies ; *U* Epispadias; *P*. Portion prostatique de l'urèthre, et orifices des canaux éjaculateurs ; *ur ur'* Orifice des uretères et leurs papilles ; *m*. Membrane cicatricielle triangulaire ; *l*. Liséré cicatriciel péri-vésical.

3° *Epispadies.* Quand on soulève et réduit fortement la vessie (*Voy. Fig. 4*), on voit que la gouttière formée par l'urèthre épispade se continue

par une sorte de fin tissu, ayant l'aspect du tissu cicatriciel, avec la muqueuse vésicale. Son aspect est celui de tractus fibreux divergeant dans
tous les sens de la partie que l'on peut considérer comme le col de la
vessie, vers les régions voisines. Sur cette partie coarctée, vient se réunir
le tissu cicatriciel, qui représente le limbe périvésical. La largeur du
limbe, à son extrémité voisine du col, est d'environ 1 centimètre, tandis que celle du rétrécissement du col vésical est de 0.006 millimètres.
Un tractus blanc de 6 millimètres de large occupe le centre de la
portion profonde de l'urèthre : c'est sur lui que se voient les deux
petits orifices du *verumontauum*, qui d'ailleurs n'offre aucune saillie.
Plus en avant, se trouve la portion pénienne de l'urèthre et la verge,
dont la longueur totale est de 4 centimètres dont 2 1/2 pour la portion pénienne et 1 1/2 pour la portion balanique. Quand on étale la
verge épispade, on y distingue nettement. 1° Au centre une gouttière
muqueuse ayant une largeur de 4 à 5 millimètres, 2° sur les côtés,
deux rudiments de corps caverneux offrant l'aspect de petites cel-
lules spongieuses, comme celles qu'on observerait sur une section
de la verge d'un enfant de cet âge. Dans la portion balanique, le
gland est divisé dans toute son épaisseur jusqu'au frein ; quand on
l'étale il mesure 0.015 millimètres dans sa plus grande longueur. Au
dessous de lui se voit la peau du prépuce formant tablier et le dépas-
sant largement, Au-dessous des parties génitales existe un raphé mé-
dian *interscrotal,* un peu dévié par la hernie du côté gauche. (*Voy.
Fig. 3 et 4*).

4° *Hernies scrotales*. Le scrotum est indiqué par ses plis à la partie
inférieure de la tumeur formée par les hernies, de telle sorte qu'il n'y a
que la partie inférieure des sacs qui présente des plis. La hernie
gauche a le volume d'un poing d'enfant et mesure 10 centimètres en
hauteur, et 4 centimètres en largeur. Les deux testicules normalement
développés existent dans la partie inférieure du scrotum ; celui de droite
remonte facilement dans la hernie correspondante. La hernie gauche
est complètement réductible, son orifice est parfaitement formé et permet l'introduction de l'extrémité de l'index. Du côté droit, hernie réductible aussi ; orifice moins grand et moins distinct.

5° *Squelette*. — Les épines *iliaques* sont peu saillantes, difficiles à
trouver, leur distance est de 14 centimètres. La circonférence du bassin
est de 47 centimètres environ. Quand on met le doigt dans le rectum, on
sent une forte bride fibreuse tendue transversalement entre les deux os
du bassin : il y a *un écartement des pubis* qu'on peut évaluer à 5 centimètres. Le doigt introduit dans le rectum d'une part, et les doigts de
l'autre main cherchant à déprimer les hernies, on sent parfaitement la
pointe des pubis. La bande fibreuse qui les unit est très résistante et
peut être sentie par le doigt rectal. Elle paraît avoir une largeur de
4 à 5 millimètres.

L'enfant présente de l'érythème des plis de l'aine. Sa santé paraît d'ai-
leurs en bon état : s'il crie ou fait des efforts, il y a un léger prolapsus
rectal. Il est d'ailleurs bien constitué : les fontanelles sont fermées.

Opération. — L'opération a lieu le 18 octobre 1895 et consiste dans les temps suivants : 1º Dissection et avivement de l'exstrophie. 2º Réduction de la vessie et suture de ses bords, de manière à la transformer en une cavité close. 3º Avivement et fermeture du col et de l'urèthre épispade. 4º Autoplastie des parois abdominales et de la peau de la verge.

1er Temps. Dissection et avivement de l'exstrophie

Par une incision circonférencielle, portant immédiatement en dehors du sillon du limbe cicatriciel, on circonscrit profondément la vessie exstrophiée sur tout son pourtour, traversant en haut, la base du triangle fibreux sus-vésical. En bas, on s'arrête au voisinage de la portion fibreuse rétrécie qui représente les vestiges du col. On dessèque la face profonde de la vessie dans l'étendue de 2 centimètres, de manière à la dégager des plans sus-jacents, et à lui permettre de se replier sur elle-même et de former une cavité. On évite d'atteindre la région des uretères. On excise ensuite, aux ciseaux courbes, tout la limbe cicatriciel, de manière à avoir une surface d'avivement bien nette des bords de la vessie. On est parcimonieux dans cette excision, afin de ne pas réduire l'étendue de la cavité vésicale.

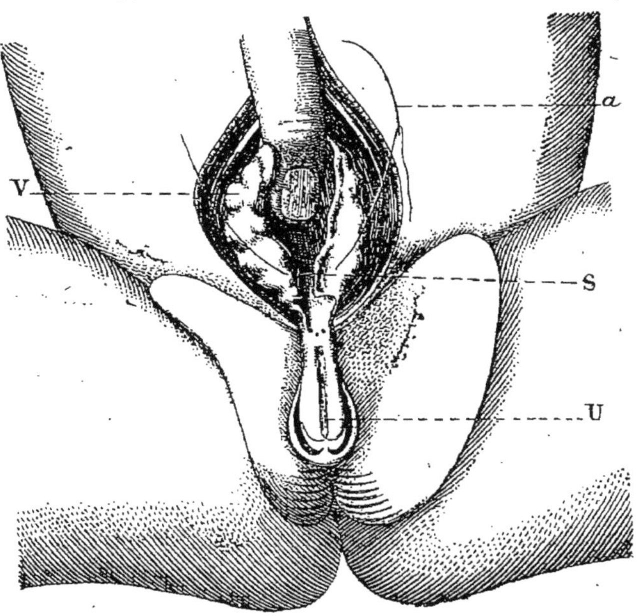

Fig. 5. — Débuts de la suture marginale de la vessie.
V. Vessie ; S. Premiers points de la suture : a. Aiguille.

2° *Temps. Suture des bords de la vessie.*

Avec une aiguille courbe armée d'un long fil de soie n· 0, on fait sur les bords de la vessie une suture de Lembert à points continus, et commençant au voisinage du col pour terminer vers le fond. (*Voy. Fig. 5*). La vessie exstrophiée, préalablement disséquée s'est réduite facilement. Cette première suture a été renforcée par une seconde faite avec soin. Le globe vésical prend la forme indiquée sur la figure n· 6.

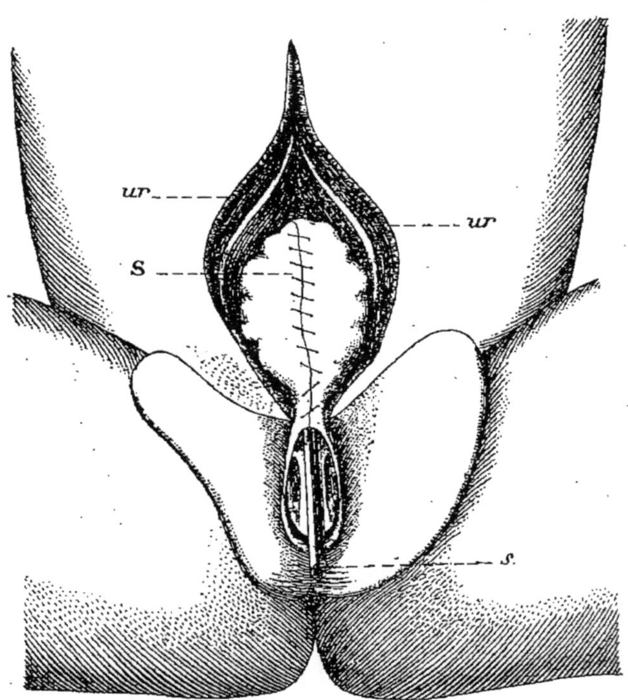

Fig. 6. — Suture marginale de la vessie achevée.
S. Suture ; *ur ur'* Uretères ; *s.* Sonde.

3· *Temps. Avivement et fermeture de l'urèthre épispade.*

On avive par l'excision d'une bande de 2 millimètres de largeur la partie qui représente le col vésical, et, on la dissèque un peu profondément. De même on fait deux incisions profondes, parallèles aux bords de la gouttière de l'urèthre épispade : on dissèque l'urèthre un peu à sa face profonde, dans toute sa longueur, jusqu'au voisinage du gland. Puis, on place dans la gouttière du canal une sonde en caoutchouc rouge n·8, et on pratique une suture continue à la soie qui réunit par-dessus la sonde les bords du col et de l'urèthre, dans toute leur longueur.

Quant au gland épispade lui-même, à l'aide de ciseaux courbes, on excise une faible portion de ses bords, afin de l'aviver : et on le suture aussi par-dessus la sonde.

On a obtenu ainsi un réservoir fermé et un canal uréthral complet qui lui fait suite. Mais les surfaces de ces organes sont cruentées, il faut les recouvrir de peau.

4ᵉ Temps. Autoplastie de la peau abdominale et de la peau de la verge.

On commence par fendre sur la ligne médiane le triangle cicatriciel sus-vésical, et on en excise les deux moitiés.

Puis, on rapproche les plans abdominaux, disséqués un peu à leur face profonde, par-dessus la vessie extrophiée, qu'on réduit profondément.

On réunit d'abord, en commençant par en haut, au-dessus de la vessie, les deux bords des muscles droits, par une suture continue au catgut: on les rapproche en les faisant passer au-dessus du globe vésical reconstitué, jusqu'au voisinage du col. On fait une seconde suture semblable pour l'aponévrose et cela très solidement. Puis, on rapproche la peau par des sutures entrecoupées au crin de Florence,

Au voisinage du col vésical et sur le canal réformé de la verge épispade, on dissèque un peu, sur les côtés, la peau voisine, et on fait aussi des sutures séparées au crin de Florence : la ligne de ces sutures se continue en haut avec celles de la peau qui recouvre la vessie, et se prolonge sur toute la verge. Les deux moitiés du gland sont réunies de la même manière par des sutures plus profondes.

Ces sutures terminées, toutes les surfaces cruentées sont revêtues par de la peau. Seul, le gland est à découvert. Nous n'avons pas jugé à propos de fendre son tablier et de reconstituer le prépuce : ce sera pour un temps ultérieur.

La sonde, qui parcourt l'urèthre et va dans le globe vésical, assure l'écoulement de l'urine.

Les suites opératoires furent d'abord favorables, et la réunion complète paraissait réussie, quand, au 6ᵉ jour, l'enfant fut pris de méningite et succomba. L'autopsie ne put être faite.

Troyes. — Imprimerie MARTELET